O diafragma

Anatomia – Biomecânica – Bioenergética – Patologia – Abordagem terapêutica

Dados Internacionais de Catalogação na Publicação (CIP)
(Câmara Brasileira do Livro, SP, Brasil)

Souchard, Philippe-Emmanuel.
O diafragma / Ph-E. Souchard; tradução: Angela Santos; desenhos: M. C. Darmagnac; fotografias: J. Burbaud. – São Paulo: Summus, 1989.

ISBN 978-85-323-0359-2

1. Bioenergética 2. Diafragma 3. Fisioterapia I. Título.

CDD-611.26
-612.01421
-612.2
-615.82

89-1317

NLM-WF 800

Índices para catálogo sistemático:

1. Bioenergética humana:
   Ciências médicas 612.01421
2. Diafragma: Anatomia humana 611.26
3. Diafragma: Fisiologia humana 612.2
4. Diafragma: Tratamento fisioterápico 615.82

Compre em lugar de fotocopiar.
Cada real que você dá por um livro recompensa seus autores
e os convida a produzir mais sobre o tema;
incentiva seus editores a encomendar, traduzir e publicar
outras obras sobre o assunto;
e paga aos livreiros por estocar e levar até você livros
para a sua informação e o seu entretenimento.
Cada real que você dá pela fotocópia não autorizada de um livro
financia o crime
e ajuda a matar a produção intelectual de seu país.

O diafragma

Anatomia – Biomecânica –
Bioenergética – Patologia –
Abordagem terapêutica

Ph.-E. Souchard

summus
editorial

Do original em língua francesa
LE DIAPHRAGME
essai
Copyright © 1980 by Souchard
Direitos para a língua portuguesa adquiridos por
Summus Editorial Ltda.

Tradução: **Angela Santos**
Desenhos: **M. C. Darmagnac**
Fotografias: **J. Burbaud**

Summus Editorial
Departamento editorial:
Rua Itapicuru, 613 – 7º andar
05006-000 – São Paulo – SP
Fone: (11) 3872-3322
Fax: (11) 3872-7476
http://www.summus.com.br
e-mail: summus@summus.com.br

Atendimento ao consumidor:
Summus Editorial
Fone: (11) 3865-9890

Vendas por atacado:
Fone: (11) 3873-8638
Fax: (11) 3873-7085
e-mail: vendas@summus.com.br

Impresso no Brasil

ÍNDICE

PREFÁCIO 7

ANATOMIA 9
    Embriologia 11
    Anatomia descritiva 12
    Inter–Relações 18

BIOMECÂNICA 21
    Histórico: 23
    Generalidades 24
    Biomecânica respiratória 25
    Função de fonação 32
    Função estática 34
    Função digestiva 42
    Relações com funções ginecológicas 60
    Função circulatória 65

BIOENERGÉTICA 67

TRATAMENTO 75

PREFÁCIO

Philippe Souchard entrou no campo da fisiologia músculo-tendínea com originalidade. Seu estudo sobre a fluagem muscular abre novas perspectivas nessa área.

Neste trabalho encontraremos, em primeiro lugar, um estudo anatômico preciso do diafragma e dados fisiológicos que devem ser conhecidos para ordenar o gesto terapêutico.

Depois, o autor interessou-se não por toda a patologia do diafragma, que traz numerosos problemas médicos complexos, mas procurou o que pode e deve interessar, nessa fisiopatologia diafragmática, a todo fisioterapeuta esclarecido.

Notei, já há muito tempo, o que se denomina dermalgia reflexo-gástrica, na região dermo-epidérmica da parede abdominal, onde com freqüência se pode ler a existência de problemas orgânico-funcionais gástricos. Trata-se de uma região vertical média, com uma altura de cerca de dois dedos, com seu pólo inferior avizinhando-se do umbigo. Essa dermalgia reflexa situa-se no 9º dermátomo torácico anterior. Portanto, encontra-se muito distanciada da zona gástrica, situada na região superior do cavo epigástrico. Confundimos a região de dermalgia reflexa do plexo solar, que exprime a dor gástrica, com a ligação gástrica víscero-cutânea propriamente dita.

Os antigos acupunturistas chineses não se enganaram fixando na região inferior do estômago "os pontos de acupuntura" que respondem às manifestações orgânicas gástricas. No estômago superior, que para nós corresponde à dermalgia reflexa do plexo solar, se exprimem problemas funcionais como náuseas da gravidez, por exemplo.

Nas hérnias de hiato, a parte superior dessa dermalgia reflexa gástrica é sempre hiperestésica (contém o ponto 11 do Jenn-mo).

Souchard, desconhecendo essas pesquisas, evidenciou uma região hiperestésica sobre a linha axilar ao nível do 9º espaço intercostal esquerdo. Obteve, através de massagem precisa sobre essa região, melhorias notáveis dos problemas funcionais causados pelas hérnias. Como em seguida nos convencemos, ele descobriu a dermalgia reflexa do ramo perfurante lateral do 9º nervo torácico anterior, concordando assim com a localização que eu havia anteriormente especificado.

Pessoalmente sempre nos surpreendemos com a freqüência do espasmo frênico em indivíduos ansiosos. Nessa monografia de Souchard encontraremos a descrição da técnica que desenvolvemos para fazer ceder de imediato (o que deve ser feito sempre antes de qualquer reflexoterapia adequada) um espasmo frênico: pontos que correspondem aos perfurantes anteriores do 6º nervo torácico anterior, dermalgia reflexa no dermátomo do 6º nervo posterior. Aqui mais uma vez apreciamos dados acupunturais: pontos denominados "Consentimento do Diafragma" e "Barreira do Diafragma". Observamos também um ponto de acupuntura no pavilhão auricular que leva a uma verdadeira liberação respiratória.

Souchard estuda particularmente uma síndrome clínica que descrevemos. Trata-se de uma *síndrome de angústia* ligada à subida do diafragma esquerdo pela presença patológica de ar no estômago ou, mais freqüentemente, no colo esquerdo. Essa ascensão da cúpula diafragmática esquerda, modificando a estática da base cardíaca e a fixação vásculo-nervosa da região, leva a uma síndrome de angústia física traduzida psiquicamente como ansiedade e por numerosos problemas funcionais classificados sob a imprecisa e desdenhosa etiqueta "de origem nervosa".

Utilizando a ação da massagem clássica, Souchard recorreu à massagem acupuntural tão precisa em sua ação e tão admirável em sua essência. Chega, assim, a uma certa filosofia esotérica onde nem sempre o sigo. Mas esse trabalho interessará a numerosos profissionais que se debruçam sobre esses problemas, como Jacques Pialoux e Robert Courbon.

Explorando essa difícil área, Ph. Souchard fez um trabalho prático utilíssimo que dignifica a Fisioterapia.

Henri Jarricot

ANATOMIA

EMBRIOLOGIA*

O diafragma é originário do mesoblasto que, desde a terceira semana, divide-se em duas partes.

A *parte dorsal* origina todo o sistema ósteo-cartilaginoso e, partindo da corda dorsal primitiva, possibilita a metamerização das vértebras, a osteologia e musculatura do aparelho locomotor (com os miótomos).

A *parte ventral*, associada à lateral origina o celoma que, de início, vai do ápice da caixa torácica à região pélvica. Essa cavidade é rapidamente dividida pelo elemento fibroso do diafragma:

O septo tranverso

De início ele não separa totalmente a cavidade abdominal, mas deixa passagens: as goteiras pleuroperitoneais que desempenham uma função na formação dos pulmões.

O desenvolvimento das cavidades pleurais no mesênquima origina uma invaginação de onde partem os mioblastos provenientes do terceiro, quarto e quinto metâmeros cervicais e que irão formar a porção muscular do diafragma inervada pelo nervo frênico.

---

* Com a colaboração de A. Morelli.

A partir desse tecido mesenquimatoso diferenciam-se pouco a pouco diversos elementos que originam o revestimento da parede pulmonar, brônquica e intestinal, assim como a túnica serosa que forra todos os órgãos. Vemos formar-se todo o sistema cardiovascular e linfático assim como os elementos figurados do sangue e da linfa.

Os corpos de Wolf e Muller originam os rins, as glândulas genitais, as vias urogenitais superiores, as paratireóides, o timo, o baço, as córtico-supra-renais de função endócrina, assim como os folhetos que forram as abóbodas do tórax e abdome. Originam também o tecido conjuntivo dos músculos e glândulas, a derme, hipoderme, com seus anexos vasculares e linfáticos, as glândulas sudoríparas e adiposas.

O diafragma do adulto resulta, então, de três elementos:

1. *O septum transversum ou centro tendíneo.*

2. *Membrana pluriperitoneal* reforçada por elementos musculares provenientes do mesoblasto (porção dorsal e lateral).

3. *O meso-esôfago* que abriga os pilares do diafragma.

ANATOMIA DESCRITIVA

O diafragma, músculo ímpar e assimétrico, que separa o tórax do abdome, compreende duas porções: uma muscular e periférica, graças à qual o músculo insere-se no contorno do tórax e coluna, outra, central, denominada tendínea.

Formando uma abóboda de concavidade inferior, o diafragma é na realidade constituído em sua periferia por finos músculos digástricos dispostos de tal forma que os tendões centrais, imbricados, formam o centro tendíneo (Fig. 1A).

A porção muscular divide-se em uma porção vertebral, uma porção costal e uma esternal.

Porção Vertebral

Parte interna ou pilares do diafragma.

É formada por dois grossos feixes de fibras de comprimento desigual. O pilar direito insere-se sobre os discos intervertebrais L1-L2 e L2-L3 descendo às vezes até o disco L3-L4.

O pilar esquerdo insere-se sobre o disco L2-L3.

Cada uma dessas inserções discais transborda sobre a face anterior do corpo das vértebras supra e subjacente (Fig. 1B, 1C).

As fibras internas dos pilares e as do lado oposto entrecruzam-se sobre a linha média. Os feixes principais reúnem-se formando assim o orifício aórtico. Descrevemos classicamente dois pilares acessórios externos originários mais particularmente da segunda vértebra lombar.

As fibras musculares seguem-se aos pilares e sobem para frente terminando-se na curva posterior do centro tendíneo.

As fibras musculares mais internas entrecruzam-se sobre a linha média antes de atingirem o centro tendíneo e darem passagem ao esôfago. O feixe direito é maior que o esquerdo.

A porção externa é formada pelo ligamento arqueado medial [1] que une a face lateral do corpo da 2ª vértebra lombar à apófise costiforme da 1ª lombar e pelo ligamento arqueado lateral [2] que une a apófise costiforme da 1ª lombar à 12ª costela. Essas formações permitem a passagem do psoas e quadrado lombar. As fibras carnosas originadas nessas arcadas inserem-se sobre as porções laterais e posterior da concavidade posterior do centro tendíneo.

Porção Costal

É toda a região lateral do diafragma.

Origina-se sobre a face interna das últimas costelas e sobre as arcadas aponeuróticas que unem os ápices da 10ª, 11ª, 12ª costelas (Arcadas de Sénac). Essas inserções confundem-se com as do transverso, especialmente ao nível da 10ª, 11ª e 12ª costelas. As fibras musculares terminam-se sobre os bordos laterais dos folíolos laterais e anterior do centro tendíneo.

Porção Esternal

É constituída por um ou dois feixes musculares distintos provenientes da face posterior do processo xifóide, terminando-se sobre a porção média do folíolo anterior.

---

(1) No texto em francês - Arcada do psoas (N.T.).
(2) No texto em francês - Arcada do quadrado lombar (N.T.).

Centro tendíneo.

Lâmina fibrosa formada pelo cruzamento dos tendões medianos dos músculos digástricos periféricos, o centro tendíneo ocupa a porção central do diafragma (Fig. 1D).

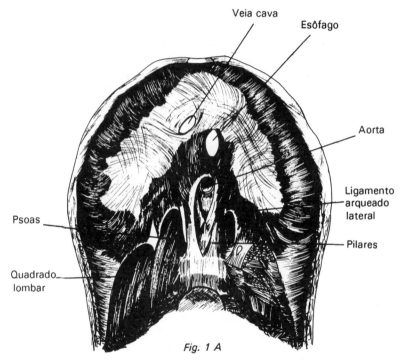

Diagrama face inferior

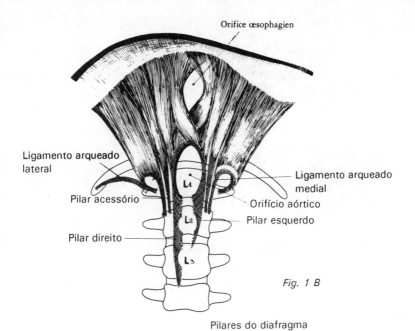

Pilares do diafragma

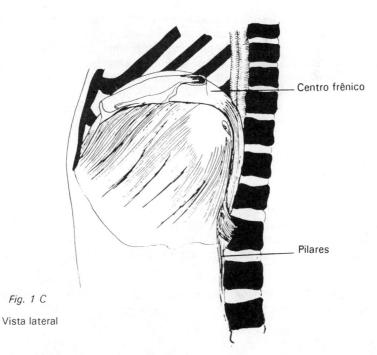

Fig. 1 C

Vista lateral

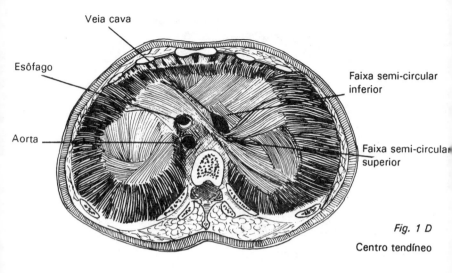

Fig. 1 D
Centro tendíneo

Ele apresenta três folíolos — o anterior, o direito e o esquerdo. Seus respectivos bordos anteriores formam uma linha curva côncava para trás.

Na união entre o folíolo anterior e o da direita, abre-se o orifício da veia cava inferior. Seguindo-se as diversas direções, certas fibras tendinosas do centro tendíneo foram individualizadas (Bourgery). A faixa semicircular superior une o folíolo anterior ao folíolo direito, contornando por trás o orifício da veia cava inferior. A faixa semicircular inferior estende-se do folíolo direito ao folíolo esquerdo contornando, para fora e para frente, o orifício da veia cava inferior. Essa faixa é subjacente à precedente.

Orifícios do Diafragma

Obturando totalmente a região inferior do tórax, o diafragma apresenta três grandes orifícios aos quais deve-se juntar as estreitas zonas entre os pilares que permitem a passagem do tronco simpático, dos nervos esplênicos e raiz interna das veias ázigos. A fenda (de Larrey) situada atrás do esterno dá passagem à artéria mamária interna.

– Orifício aórtico

Essa ranhura ósteo-fibrosa sobe até a 12ª dorsal e permite a passagem da aorta que adere à sua porção anterior.

– Orifício esofágico

Unicamente muscular, situa-se ao nível da 10ª dorsal. De forma elíptica, permite a passagem dos nervos pneumogástricos e do esôfago que a ele adere fortemente através de fibras musculares e conjuntivas.

– Orifício da veia cava inferior

A veia cava atravessa o centro tendíneo na junção do folíolo anterior com o folíolo direito, onde adere.

Inervação

É assegurada essencialmente pelos nervos frênicos (C3, C4, C5). O frênico direito chega ao diafragma pelo orifício da veia cava ou um pouco mais externamente. Divide-se em três ou quatro ramos que se irradiam para a porção carnosa.

O frênico esquerdo chega diretamente à porção carnosa à frente do folíolo esquerdo. Adota igualmente uma disposição radiada.

Os nervos frênicos são os motores do diafragma. Teriam também um papel na inervação sensitiva proprioceptiva.

Devemos acrescentar o sistema simpático que, além de seu papel vasomotor, teria uma ação sobre o tonus do diafragma, assim como os quatro ou cinco últimos nervos intercostais.

Vascularização

É muito rica.

No plano arterial distinguimos:

– Ao nível dos pilares e artéria mediastinal posterior, derivada da aorta torácica.

– Artéria frênica superior derivada da mamária interna.

– Artéria frênica inferior derivada da aorta abdominal, cujas anastomoses, com sua simétrica, formam as arcadas perifoliares.

– Ramos da artéria músculo-frênica e das quatro últimas intercostais.

No plano venoso distinguimos:

– Um sistema venoso anexo ao sistema arterial que leva à veia cava inferior e veias mamárias internas.

No plano linfático distinguimos o diafragma como um grande cruzamento da circulação linfática. Nesse nível, a rede torácica anastomosa-se com a rede abdominal. Numerosos coletores são implantados em torno da base do pericárdio. Levam aos gânglios do mediastino.

INTER-RELAÇÕES

Face superior do diafragma

Corresponde ao coração, cujo pericárdio parietal adere fortemente ao folíolo anterior através dos ligamentos frenopericárdicos.

Corresponde, sobre as costelas, aos folhetos parietais das cavidades pneumopulmonares direita e esquerda e corresponde, ao nível do sinus costo-diafragmático ao fundo da pleura.

Face interior do diafragma

É em grande parte forrada pelo peritônio que adere ao centro tendíneo. O fígado ocupa a face inferior da cúpula direita, à qual está ligado pelo ligamento falciforme.

O estômago está suspenso ao diafragma pelo ligamento gastrofrênico.

O baço está ligado ao diafragma pelo ligamento freno-esplênico e ao ângulo esquerdo do colo pelo ligamento frenocólico.

Posteriormente, o diafragma corresponde ainda às supra-renais, pâncreas e extremidade superior dos rins.

Atravessam o diafragma:

A aorta, a veia cava, o esôfago, que não apenas o atravessam como a ele aderem.

Portanto, o diafragma ocupa uma posição central, rica em inter-relações.

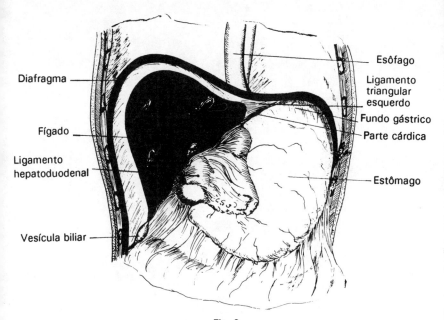

Fig. 2
Porção inferior do esôfago
Diafragma e esôfago

BIOMECÂNICA

Pode parecer curioso que pretendamos colocar em discussão os princípios fisiológicos enunciados pelos grandes mestres. No entanto, o simples fato de nos debruçarmos sobre a história da medicina permite notarmos quanto as hipóteses variaram, quanto foram acaloradas as discussões em todas as disciplinas, inclusive naquelas nas quais os conceitos nos parecem atual evidentes. Assim, grandes nomes da medicina permanecem ligados à fisiologia do diafragma. O fato de suas teorias terem se confrontado tanto, deveria nos fazer pensar que nada é imutável e que aquilo que ontem era verdadeiro parece falso ou incompleto hoje.

HISTÓRICO

O diafragma foi sempre considerado, desde remota antigüidade, como músculo essencial à respiração. Quanto a essa, sempre ocupou lugar preponderante nas tradições chinesas, indo-tiberanas e ocidentais (com os pneumatistas) até nossos dias.

No Ocidente, Galeno [1] (131 A.D.) formulou a hipótese de que a ação do diafragma permitia a abertura das costelas inferiores e que, por outro lado, existiam "expiratórios extraordinários". Esse princípio — que hoje nos parece evidente — foi esquecido e, mesmo, combatido durante séculos.

---

(1) Cláudio Galeno. Médico grego (131-201 A.D.). Fez importantes descobertas em anatomia. Até a Renascença seus trabalhos gozaram de grande prestígio (N.T.).

Vesálio (1514-1564)[1], que sempre combateu as idéias de Galeno admitia o papel do diafragma na abertura das costelas inferiores, mas afirmava que ele subia durante a inspiração e descia durante a expiração.

Colombo, seu discípulo, em 1593 escreveu que contrariamente à idéia de seu mestre o diafragma permitia a inspiração quando de seu abaixamento, mas que seu tempo contrátil era o da subida.

Borelli, depois Winslow e Maller, afirmaram que a abertura das costelas é ação dos intercostais e que o diafragma, durante a inspiração só poderia fechar as costelas.

Magendie, em 1833, depois Beau e Maissiat retomaram a opinião de Galeno.

Enfim, os trabalhos de Duchenne de Boulogne (1867) determinaram a ação do diafragma na respiração e dão enorme importância ao papel da massa visceral na biomecânica diafragmática. Não analisam todos os papéis e inter-relações do músculo com outros músculos, nem a importância de seu papel em todas as áreas da fisiologia.

GENERALIDADES

A existência do homem só pode ser assegurada quando um certo número de funções ditas hegemônicas (hégemôn=principal) são asseguradas. Funções como circulação, digestão, respiração, são alguns exemplos. Essencialmente vegetativas, independem da vontade. A única exceção é o diafragma, cujo funcionamento é essencial, não fosse apenas por sua função inspiratória, e cujo comando é ao mesmo tempo automático e voluntário.

Pela sua contração no momento do nascimento, ele marca a passagem da vida fetal para a vida extra-uterina.

Sempre que seu funcionamento for automático, portanto inconsciente, o diafragma assegura papel essencial para a sobrevivência, no plano *respiratório*, circulatório e digestivo, através de uma ação de bombear durante a qual o centro tendíneo permanece móvel.

Para assegurar funções menos indispensáveis à vida, como a fonação ou a estática (levantamento de peso), o comando voluntário pode levar momentaneamente à fixação do diafragma e seu centro tendíneo. Essa ação só pode ser limitada no tempo, visto que nessa circunstância a função respiratória, essencial para a vida, não mais pode ser assegurada.

---

(1) Vesálio, André - Anatomista belga (1514-1564). Dos primeiros a praticar dissecção do corpo humano (N.T.).

Aí encontramos, por um lado, um exemplo da organização hierárquica das funções: aquelas necessárias à sobrevivência devem ser preferencialmente asseguradas, e por outro, um exemplo da superioridade provisória que o sistema nervoso consciente pode exercer sobre o sistema nervoso inconsciente.

Portanto, o diafragma é notável no plano do comando nervoso e representativo por excelência dessa relatividade tão difícil e inconfortável de admitir para o espírito ocidental.

BIOMECÂNICA RESPIRATÓRIA

Só existe um único músculo verdadeiramente respiratório: o diafragma.

Tipos de Respiração

Nossa respiração é regida pelo sistema nervoso autônomo, podendo também ser controlada voluntariamente. Pode ser de pequena amplitude em um indivíduo em repouso ou de grande amplitude em um indivíduo em atividade. Seu ritmo também pode variar.

Mecanismo Respiratório Principal

Durante uma inspiração de pequena amplitude, o diafragma toma, em um primeiro tempo, um apoio sobre suas inserções lombares, esternais e costais e abaixa seu centro tendíneo.

Esse, freado pela pressão que exercem as vísceras abdominais contidas pelos músculos abdominais e perineais e pela tração exercida pelo pericárdio[1] transforma-se em ponto semifixo. A polia de reflexão que o fígado e estômago oferecem permite a elevação das costelas inferiores (Fig. 3).

Quando de uma inspiração forçada, o centro tendíneo abaixado mais vigorosamente [2], recebe, no final do percurso, uma forte contrapressão por parte das vísceras abdominais mantidas pela musculatura abdominal e períneo. Transforma-se em ponto fixo e permite uma elevação nítida das costelas inferiores e menos nítida do

---

(1) O pericárdio freia relativamente pouco o diafragma, contrariamente ao que acreditavam Beau e Maissiat que o chamavam de "tendão oco do diafragma".

(2) O movimento do centro tendíneo nunca é de grande amplitude.

esterno. Isso leva a um aumento do diâmetro do tórax nas três dimensões (Fig. 4).

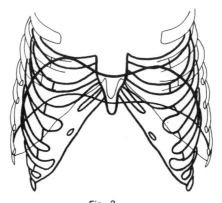

Fig. 3

Ação costal do diafragma na inspiração
de pequena amplitude

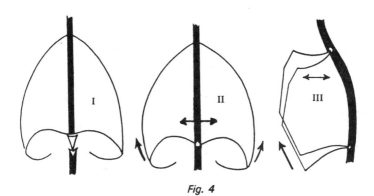

Fig. 4

Inspiração de grande amplitude

Mecanismo Respiratório Acessório

Em posição forçada, a fixação do centro tendíneo permite às inserções lombares do diafragma exercer uma tração sobre a coluna vertebral. Essa ação é nítida especialmente ao nível L1-L2 (zona de inserção principal dos pilares do diafragma), assim como ao nível D11-D12, onde a mobilidade das costelas flutuantes e a direção levemente oblíqua das fibras do diafragma permitem uma tração direta sobre as vértebras. Assim, todo bloqueio diafragmático em inspiração corresponde a uma hiperlordose D11, D12, L1, L2 (Fig. 5, foto).

Quando de uma inspiração forçada, a tração anterior e levemente superior que o diafragma exerce a esse nível leva à contração dos espinhais por um mecanismo de pré-tensão.

É provável que o espinhal do tórax, cujas inserções situam-se sobre D11, D12, L1, L2 seja o motor principal dessa ação. O espinhal do tórax parece "à escuta" do diafragma (Fig. 6).

Os espinhais são inspiratórios devido à póstero-flexão que provocam na coluna vertebral, o que abre o gradeado costal na frente. Também são inspiratórios devido à tração para baixo (rotação externa) que o dorsal longo e o iliocostal efetuam sobre o braço menor da costela.

A angulação de 90 graus do braço menor em relação ao braço maior da costela, transforma essa rotação do braço menor em elevação do braço maior (Fig. 7). O dorsal longo e o iliocostal agem assim a partir de baixo, de ponto fixo costal em ponto fixo costal, como o cordão de uma persiana (Fig. 8).

A contração inspiratória dos espinhais pode propagar-se até a primeira vértebra dorsal e 1ª costela através do dorsal longo, que vai até D1, e através do iliocostal cujos feixes inferiores (da massa comum às seis últimas costelas e das seis últimas costelas às seis primeiras) podem se contrair independentemente do feixe superior (das seis primeiras costelas às cinco últimas cervicais).

Essa fixação inspiratória da coluna dorsal permite aos inspiratórios escapulares entrarem em ação.

Quando a contração dos espinhais se propaga até a nuca pelo feixe superior do iliocostal, e até a cabeça pelo semi-espinhal da cabeça[1], a fixação dessa região permite que se contraiam os inspiratórios acessórios que aí se inserem (Fig. 9).

É possível, portanto, a partir do diafragma, realizar uma inspiração de grande amplitude de origem escapular ou cervical. A escolha entre uma ou outra ocorrerá em função da ação em curso. Se essa requer a liberdade da cabeça (corredor em ação), a inspiração

---

(1) Em francês, "complexo maior" (N.T.).

escapular será escolhida. Se requer gestos precisos do braço e antebraço com participação da cintura escapular, a respiração empregada será nucal. Quando a liberdade da nuca e cintura escapular, forem necessárias, apenas os espinhais entram em jogo até o nível D1, graças ao dorsal longo, espinhal do tórax e iliocostal lombar e torácico.

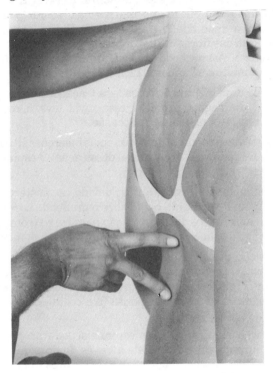

Fig. 5

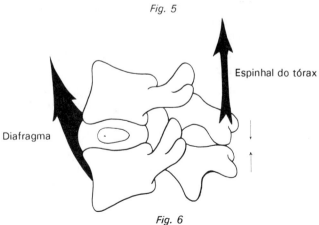

Fig. 6

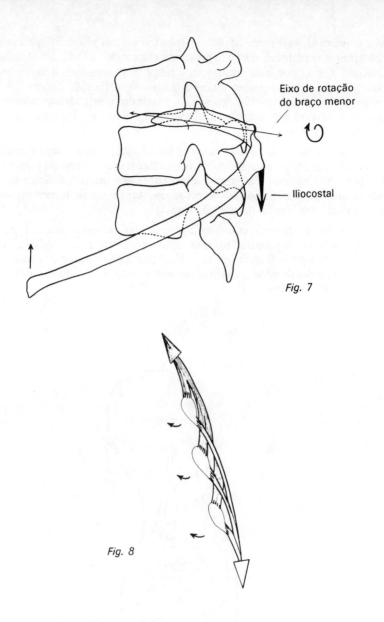

Eixo de rotação do braço menor

— Iliocostal

Fig. 7

Fig. 8

Respiração de Origem Escapular

A fixação do dorso até D1 torna-a possível. Quando a escápula serve de ponto fixo graças à ação do rombóide e trapézio médio que a unem à coluna, ela se realiza através dos inspiratórios acessórios que são o serrátil anterior (bordo espinhal da escápula e 10 primeiras costelas) e o peitoral menor (processo coracóide, 3ª, 4ª, 5ª costelas). Quando o braço serve de ponto fixo, a inspiração acessória é assegurada pelo grande dorsal (quatro últimas costelas). A fixação dorsal até D1 permite a contração dos intercostais a partir dos pontos fixos superiores que lhes são oferecidos. Os intercostais internos e externos elevam, então, as costelas.

Parece inútil imaginar para os intercostais uma outra função a não ser aproximar ponto móvel de ponto fixo e que uns são inspiratórios e outros expiratórios. Externos ou internos, elevam as costelas a partir dos pontos fixos superiores. Os músculos supracostais harmonizam o movimento em função da posição dorsal.

Tanto os externos como os internos abaixam as costelas (principalmente por ação passiva) na expiração a partir de uma tração inferior que os abdominais lhes transmite. Parecem assim músculos estáticos das costelas destinados a manter passivamente, a qualquer momento, o espaço ideal intercostal.

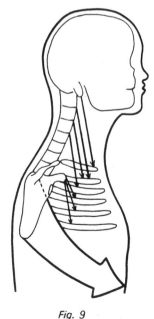

Fig. 9

Inspiratórios escapulares e nucais

Respiração de Origem Nucal

A manutenção da nuca e cabeça permite a ação do esternocleidomastóideo (que vai da mastóide até a clavícula e manúbrio esternal) e dos escalenos se que se inserem da 2ª à 7ª cervical e terminam sobre as primeiras costelas). A partir desses pontos fixos, os intercostais podem então elevar as costelas.

Deve-se notar que, no caso da respiração nucal, a póstero-flexão da coluna – quando ocorre – permite aos inspiratórios acessórios, que são os escalenos e peitoral menor, desempenharem seu papel por simples tensão passiva de suas fibras.

A inspiração é uma função hegemônica e, por isso, conta com um reforço no plano muscular.

Expiração de Pequena Amplitude

A hiperpressão intra-abdominal cria quando da contração diafragmática, permite sua subida ao se relaxar.

Trata-se de um movimento puramente passivo permitido pela elasticidade da cintura muscular abdominal e do períneo.

Expiração de Grande Amplitude

Essencialmente ativa, coloca em ação o transverso que empurra a massa visceral, o que contribui para a subida do diafragma além de sua posição de equilíbrio. O transverso abaixa também as seis últimas costelas. Quanto ao quadrado lombar, puxa vigorosamente a 12ª costela para baixo. A contração dos oblíquos interno e externo permite o abaixamento das costelas, com exceção das quatro primeiras.

Deve-se notar que o oblíquo externo sobe até a 5ª costela. As primeiras costelas não contam, portanto, com qualquer expiratório acessório além dos intercostais, o que faz com que não se possa disputar ar com os escalenos. A presença desse ar residual, que não é possível expulsar, evita qualquer risco de pressão negativa nos pulmões, o que acarretaria passagem de sangue para os alvéolos pulmonares.

Os intercostais externos e internos participam da expiração de grande amplitude abaixando as costelas a partir de pontos fixos inferiores que os abdominais oferecem.

A função respiratória do diafragma é indissociável dos músculos que são seus antagonistas e complementares: os abdominais e, em especial, o transverso, que se insere sobre as mesmas vértebras lombares que ele. Tal função é também indissociável da massa visceral abdominal e períneo que a contém no nível inferior. Enfim, ela não pode ser encarada independentemente do diafragma superior, que constitui o conjunto faringe-laringe. Para entender melhor a complexidade da biomecânica diafragmática em suas relações com a massa visceral, abdominais e laringe, devemos analisá-la em função mais sutil: a fonação.

FUNÇÃO DE FONAÇÃO

O aparelho fonatório do homem apresenta-se como um conjunto instrumental onde o diafragma é o fole, a laringe é a palheta e o conjunto bucal forma as chaves.

Somente um fornecimento expiratório conveniente de ar ao nível da laringe permite às cordas vocais produzir sons. O som modifica-se na faringe, na boca e nariz; assume a característica da voz. A boca assegura a articulação da linguagem.

Seja qual for o caráter cortical de comando da palavra, a emissão de sons é produzida unicamente pela laringe.

A Laringe

O aparelho fonatório laringeano compreende um sistema tensor das cordas vocais e músculos motores das cordas vocais (Fig. 10).

Toda mudança de posição das cartilagens cricóidea, tireóidea e aritenóidea modifica a posição da palheta laringeana.

O aparelho tensor das cordas vocais é constituído pelos músculos tiro-aritenóideo (músculo vocal) e cricoaritenóideo.

Os músculos motores das cordas são os cricoaritenóides posteriores que separam as cordas, enquanto os cricoaritenóides laterais e aritenóides as aproximam e permitem assim a ação do músculo vocal (Fig.11A e B).

O fornecimento de ar expiratório que modula a laringe é regido pelo controle da subida do diafragma.

Ao contrário do tocador de gaita de fole que exerce uma pressão com o cotovelo sobre o saco de seu instrumento, os músculos abdominais não intervêm de forma ativa no ato da formação. Na realidade, a expiração de pequena amplitude é devida, como já vimos, à expansão passiva para cima da massa visceral que contribui para a subida do diafragma. *A modulação do fornecimento de ar que chega à laringe só pode ser feita por um controle do diafragma sobre sua própria subida.*

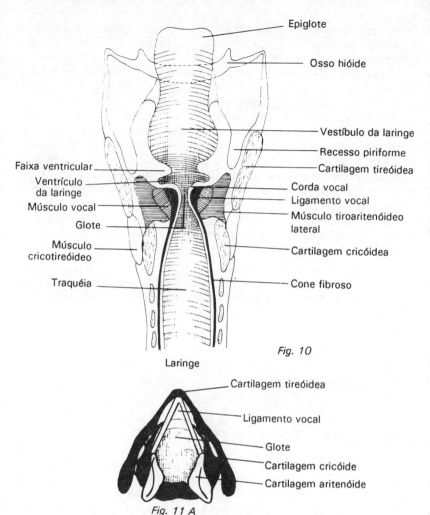

Fig. 10
Laringe

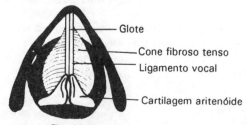

Fig. 11 A
Abertura da glote durante a inspiração

Fig. 11 B
Fechamento e constrição da glote

Deve ser capaz de, a cada instante, bloqueá-la para permitir uma expressão ou uma deglutição. Os sons *ca, da, ga, pa, ta,* por exemplo, necessitam um bloqueio provisório da expiração. Esse bloqueio da subida do diafragma comandado pelo aparelho fonatório é realizado por um apoio do centro tendíneo sobre a massa visceral abdominal que deve constituir uma resistência constantemente disponível. *A fisiologia do diafragma é, portanto, indissociável da fisiologia do conjunto de fluidos*[1] *que constitui as vísceras e dos músculos abdominais e perineais que as contêm passivamente.* O centro tendíneo não pode em momento algum perder contato com a massa visceral; para o diafragma, isso corresponderia a uma verdadeira desinserção, como um músculo qualquer que tivesse uma de suas extremidades separada do osso sobre o qual se insere. Ocorrerá sempre uma crispação exagerada da relação antagonista entre diafragma e conjunto abdominais-massa visceral. *O centro tendíneo tenderá sempre a apoiar-se, fortemente sobre as vísceras abdominais.*

Compreendemos facilmente, a partir desses princípios biomecânicos que enunciamos, que a reeducação respiratória deverá ocorrer num tempo expiratório e através de alongamento dos inspiratórios acessórios (espinhais, nucais, escapulares) e principal (diafragma).

FUNÇÃO ESTÁTICA

Relação entre Tronco e Coluna

O diafragma intervém na estática e dinâmica graças à fixação de seu centro tendíneo. A contração simultânea entre diafragma e abdominais cria uma vigorosa hiperpressão abdominal, enquanto o fechamento da glote cria uma hiperpressão intratorácica; o conjunto tronco-abdômen entra em relação com a coluna vertebral. Em todo esforço violento, bloqueamos automaticamente o diafragma. Quando o gesto é premeditado, abaixamos freqüentemente o diafragma através de uma inspiração profunda. Quando se trata de um esforço inesperado, o diafragma bloqueia-se onde estiver, graças à vigorosa contração dos abdominais que empurram a massa visceral à frente do diafragma para que o centro tendíneo possa apoiar-se nela.

---

(1) As vísceras abdominais representam uma massa "fluida".

A Dobradiça Lordose

A fixação do centro tendíneo leva a uma ação do diafragma sobre a coluna lombar (e mais especialmente onde a tração é mais diretamente anterior, isto é, D11 D12 L1 L2). Essa dobradiça, que é a lordose, permite o tensionamento dos espinhais que podem exercer, por exemplo, uma póstero-flexão a partir de uma flexão anterior (Fig. 12).

A inserção dos pilares sobre o ângulo dos discos intervertebrais permite, entre outras coisas, atrair o núcleo para frente levando assim a um pinçamento vertebral posterior necessário à póstero-flexão. (Fig. 13).

Deve-se notar que ao se contrair vigorosamente ao mesmo tempo que os abdominais, o diafragma não é o único a agravar a lordose lombar; o transverso e o psoas também estimulam seu papel de dobradiça, permitindo a entrada em ação dos espinhais.

Classicamente, o músculo transverso do abdome é considerado corretivo da lordose porque comprime a massa visceral contra os corpos vertebrais (Fig. 14). Parece, já à primeira vista, curioso pretender que as vísceras possam influir mecanicamente sobre o osso. Para agir dessa

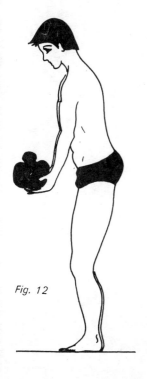

Fig. 12

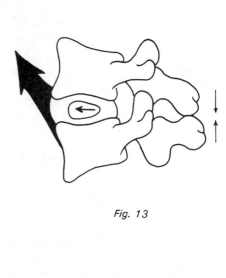

Fig. 13

forma é necessário que o transverso tome ponto de apoio sobre as vértebras lombares (processos transversos das quatro primeiras lombares). Essas por sua vez não podem ser ponto móvel e ponto fixo ao mesmo tempo. Por outro lado, quando o transverso recebe, ao contrair-se, uma contrapressão por parte da massa visceral (estando o diafragma, por exemplo, bloqueado em inspiração ao elevar um peso), a linha alba transforma-se em ponto semifixo e o transverso participa então do processo de imobilização da lombar e tende atrair as vértebras para frente. Em nenhuma circunstância o transverso do abdome pode ser corretivo da lordose lombar.

Toda contração do psoas puxa a lombar para frente e para baixo a partir de um ponto fixo sobre o fêmur. O oblíquo interno puxa especificamente L5 para frente quando a linha alba se transforma em ponto semifixo.

Os espinhais lombares, sendo também lordosantes, nos fazem concluir que a lordose lombar, verdadeiro reservatório energético, é superprotegida. Ela não dispõe de músculo corretivo direto (Fig. 15).

Os retos abdominais não cifosam a lombar a não ser através das costelas (5ª, 6ª, 7ª) e do ilíaco (sínfise púbica e região anterior da asa ilíaca). Em pé a tração deles sobre o púbis tem como efeito uma flexão dos joelhos (a lordose é deslocada para a região poplítea).[1]

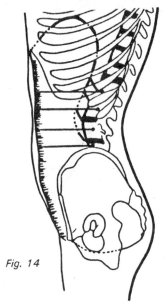

Fig. 14

Transverso, diafragma e períneo

---

(1) Ver *Reeducação Postural Global*", do mesmo autor (Ed. Ícone).

Crispação Diafragmática em Inspiração

Constantemente solicitado em contração, crispado pela sua relação de antagonista com os abdominais e massa visceral, o diafragma tende sempre a adotar uma posição de inspiração.

Ocorre em conseqüência uma hiperpressão abdominal com ventre achatado ou proeminente, de acordo com o estado dos abdominais — fracos ou fortes. No primeiro caso a massa visceral serve de apoio ao centro tendíneo pela sua abundância.

Outra conseqüência é a hiperlordose lombar que exagera a horizontalização do sacro e tende criar problemas ao nível L5-S1 (aparecimento de uma "cuvete" lombossacral)[1] e a nível sacro-ilíaco (os ilíacos mantidos pelos isquiotibiais não seguem o movimento do sacro).

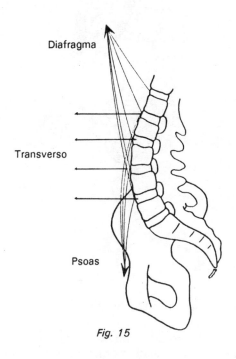

Fig. 15

---

[1] Esse é o nome dado pelo autor à depressão que ocorre na transição lombo-sacra quando o indivíduo com excessiva horizontalização sacral inclina-se para frente. Devido à consagração do termo entre os praticantes do método de reeducação postural global no Brasil, resolvi manter o termo francês (N.T.).

A horizontalização do sacro, associada à hiperpressão das vísceras abdominais sobre o diafragma inferior que é o períneo, leva à flexão do cóccix "em anzol" devida à tração dos músculos isquiococcígeo e elevador do ânus. O períneo é distendido ao nível de seus bordos e deve se apoiar sobre os esfíncteres (Fig. 16).

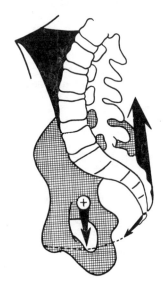

Fig. 16

Acentuação das Curvaturas Vertebrais e Achatamento

A inspiração de grande amplitude requer a intervenção dos músculos espinhais que trabalham em contração concêntrica, como sempre o fazem nas manobras de reequilíbrio.

Os músculos espinhais, encarregados de nosso endireitamento, são para-vertebrais e um plano sagital dispõem-se de forma quase vertical e ligeiramente oblíqua de trás para frente ou de frente para trás, de acordo com os músculos (Fig. 17, 18 e 19).

A contração de um músculo qualquer das goteiras comporta dois componentes. Um, um plano horizontal, outro um plano sagital que "achatará" a coluna (Fig. 19). (Esses esquemas não levam em conta as eventuais funções em outros planos como a lateroflexão ou rotação, dada a disposição de dentro para fora.)

Se o transverso espinhal é o músculo do auto-alongamento visto que permite o escorregamento anterior das vértebras em cifose e o escorregamento posterior das vértebras lordosadas, ele só pode agir a partir de um ponto fixo inferior lombar. No plano sagital, sua ação compreende dois componentes: um, em um plano horizontal, que realinha as vértebras, outro, um plano vertical, que puxa a coluna para baixo. Esse componente de achatamento, mais importante que o de escorregamento anterior ou posterior continuará a manifestar-se em

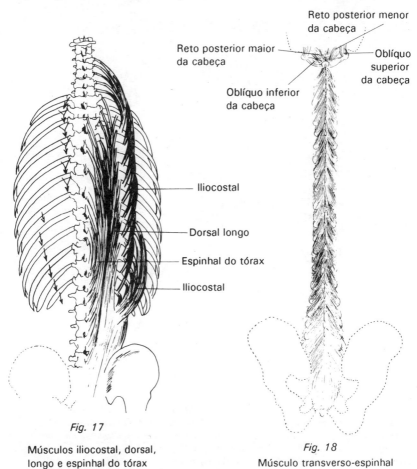

Fig. 17
Músculos iliocostal, dorsal, longo e espinhal do tórax

Fig. 18
Músculo transverso-espinhal

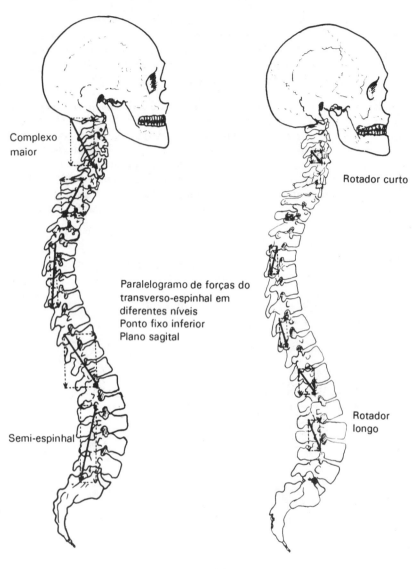

Fig. 19
Transverso-espinhal

O transverso-espinhal é o músculo mais complexo do plano profundo. Apresenta variações anatômicas de acordo com o autor. O esquema da esquerda representa o semi-espinhal em diferentes níveis. (O semi-espinhal da cabeça é chamado em francês de "complexo maior".) A figura à direita representa o rotador longo ao nível lombar e dorsal e o rotador curto ao nível cervical.

repouso pela simples ação do tônus e isso tanto mais quanto mais retraído se apresentar o transverso espinhal. O auto-alongamento durante a contração só pode ser realizado à custa de um achatamento em repouso. Esse comportamento se reencontra em todos os músculos espinhais.

Ao nível da cabeça, a contração do semi-espinhal da cabeça (complexo maior) faz escorregar para frente o occipital que constitui o último processo espinhoso e puxa-o para baixo. Os músculos pré-cervicais (longo do pescoço, longo da cabeça) devem agir para permitir o auto-alongamento (Fig. 20). O retorno desses ao repouso deixa a cabeça sob influência predominante da tensão dos espinhais, o que explica a freqüência da posição da cabeça para frente e nuca curta (Fig. 21).

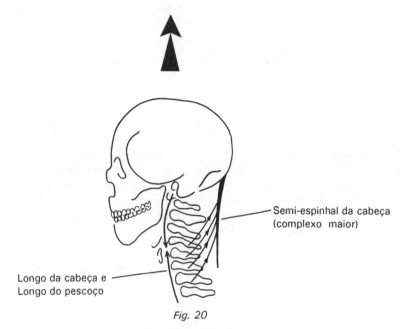

Fig. 20

Auto-alongamento pela ação dos músculos anteriores do pescoço

Força da Musculatura Inspiratória

A hegemonia da função inspiratória leva à supremacia dos inspiratórios em todos os níveis. Assim ocorre com os esterno-

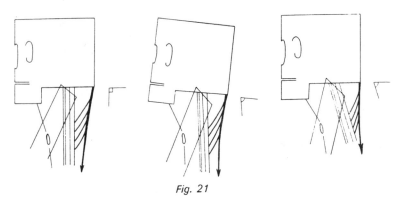

Fig. 21

Se, por analogia, compararmos a posição da cabeça sobre a coluna cervical a uma balança em equilíbrio sobre o fiel notamos que os músculos posteriores mais numerosos e mais fortes exercem uma força de tração muito maior sobre o occipital do que os músculos anteriores sobre a sínfise esfeno-basilar ou sobre o maxilar. Isso corresponderia a uma elevação do rosto se o componente de escorregamento anterior dos espinhais e esternocleidomastóideos não restabelecesse a horizontalidade do olhar ao custo de uma deformação do fiel. Isso explica a freqüência do posicionamento anterior da cabeça com nuca curta.

cleidomastóideos e escalenos que não têm antagonistas diretos e participam do achatamento da coluna cervical da tração anterior da nuca e cabeça (Fig. 9).

Ao nível do ombro, a força do serrátil anterior, do peitoral menor e peitoral maior que são todos inspiratórios — durante o repouso leva a escápula para frente, ombro para cima e para frente, braço em rotação interna (Fig. 9). Enfim, o diafragma, sendo constituído por músculos digástricos justapostos pode deformar suas inserções periféricas se um ou outro feixe esparso reforçar-se.

FUNÇÃO DIGESTIVA

Por causa de sua ação sobre as vísceras abdominais, o diafragma tem uma ação evidente sobre a digestão. Seu papel é essencial na defecação. O nível diafragmático corresponde à zona do plexo solar que constitui uma formação de plexo primordial.

Não é inútil lembrar que apenas a medicina ocidental contemporânea dividiu o homem esquematicamente em duas porções: sub e supradiafragmáticas. A medicina chinesa sempre descreveu três níveis, correspondentes a nossos grandes plexos. O plexo solar constitui a zona mediana.

Anatomia

1. Esôfago

A. Descrição

É um tubo condutor músculo-membranoso que vai da faringe ao estômago. Através da túnica da faringe liga-se ao periósteo basilar e C1.

O esôfago mede de 23 a 25 cm; assegura o trânsito dos alimentos da cavidade faringeana à cavidade gástrica (Fig. 22).

Adere à face anterior da coluna cérvico-dorsal até a 3ª e 4ª vértebras dorsais. Abaixo desse ponto vai ligeiramente para a frente, para atingir o diafragma a uma distância variável entre 15 e 30 mm da coluna. Quando vazio, o esôfago é achatado de frente para trás ao nível cervical, cilíndrico ao nível torácico e em funil de base inferior ao atingir o diafragma (Fig. 23).

O esôfago é marcado ao longo de seu comprimento por 13 estreitamentos separando 12 fusos, o que corresponde ao número de vértebras em seu trajeto. Cada um desses estreitamentos (traços embrionários) corresponde aos discos intervertebrais que separam as vértebras.

B. Formas de fixação

O esôfago fixa-se à coluna vertebral, às paredes da cavidade torácica e aos órgãos que o cercam através de expansões musculares e fibroelásticas "como gavinhas de uma trepadeira" (Treitz).

Os músculos foram individualizados:
- tráqueo-esofágico (Luschka)
- brônquio-esofágico esquerdo (Hyrtl)
- brônquio-esofágico direito (Wenzel-Gruber)
- pleuro-esofágico esquerdo (Hyrtl)
- aórtico-esofágico (Treitz)
- pericárdico-esofágico (Treitz-Cunningham)
- tiro-esofágico (Wenzel-Gruber)
- vértebro-esofágico (Hyrtl-Treitz)
- freno-esofágico (Juvara).

Todos esses músculos, com exceção do tiro-esofágico são formados por fibras lisas. Quando um desses músculos falta, é substituído por tendões elásticos ou tratos fibrosos.

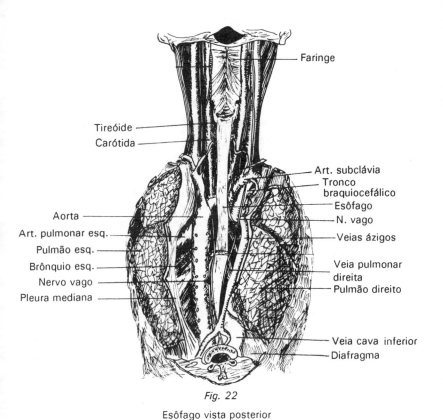

Fig. 22
Esôfago vista posterior

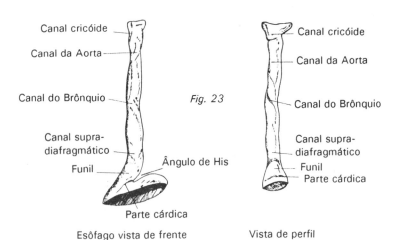

Fig. 23

Esôfago vista de frente — Vista de perfil

O esôfago é, pois, solidamente fixado aos órgãos que o cercam. "Isso prova que o esôfago não se desloca muito ou que se desloca ao mesmo tempo que os órgãos que o cercam" (Poirier).

C. Estrutura

A parede do esôfago compõe-se de uma túnica externa muscular e uma interna que é a mucosa.

A túnica muscular é constituída por uma camada externa de fibras longitudinais de tipo estriado na porção superior do esôfago e de tipo liso na porção inferior. Superiormente ela insere-se sobre a cartilagem cricóidea da laringe e perde-se em baixo na túnica muscular do estômago. Essa camada externa ocupa as faces posterior e laterais do esôfago. A face anterior é formada pelo plano muscular interno circular, que por sua vez é formado por fibras provenientes da cartilagem cricóidea e músculo constritor inferior da faringe. Essas fibras descem descrevendo um movimento de parafuso.

D. Travessia diafragmática

O esôfago está ligado ao diafragma através de fibras musculares e fibrosas. Spigel, Santorini, Haller, Winslow, Bourgery, Arnold, Gilette, Sappey, Rouget descreveram fibras musculares que unem o contorno do esôfago ao diafragma.

Couveilhier, Langenbeck, Blandin, Von Gubaroff descreveram ligações tendinosas.

Treitz, Laimer, Poirier evidenciaram uma membrana fibro-elástica que une o esôfago ao bordo do canal diafragmático. Poirier batizou-a "diafragma freno-esofágico", visto que ela comporta-se como um diafragma membranoso em meio ao grande diafragma muscular (Fig. 24).

O esôfago está também unido ao diafragma pelo ligamento freno-esofágico posterior.

2. Estômago

O esôfago chega ao estômago através da parte cárdica situada ao nível da 10ª ou 11ª vértebra dorsal e a 2 ou 3 cm abaixo do hiato diafragmático. Sua parede direita continua-se pela curvatura gástrica menor. Sua parede esquerda forma com a grande tuberosidade estomacal, o ângulo de His. O estudo anatômico completo do estômago não é necessário aqui. Assim, analisaremos somente os meios de fixação do estômago e sua musculatura.

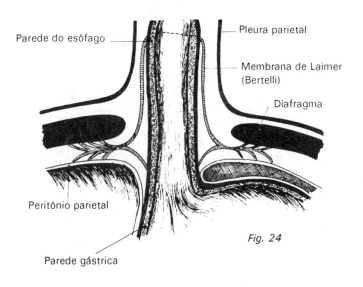

Fig. 24

Ligamentos do esôfago com o diafragma

O estômago está fixado pelas estruturas em torno de suas duas extremidades: o esôfago em cima, o duodeno em baixo e pelo peritôneo que o envolve. Desse último saem os ligamentos que o unem aos órgãos vizinhos: o ligamento hepatogástrico que o liga ao fígado, o ligamento gastrocólico, o gastroesplênico que estende-se até o hilo do baço e o gastrofrênico que suspende-o ao diafragma (Lesshat viu aí um músculo: o frenogástrico), o ligamento profundo do estômago que o une ao pilar diafragmático direito. Além disso, o estômago é mantido pelas artérias que o atingem (Poirier) (Fig. 2).

O estômago é relativamente fixo. Pode dilatar sua curvatura maior, mas em sua totalidade não pode se deslocar nem para cima nem para baixo nem lateralmente.

A musculatura do estômago é formada por três camadas de fibras: a superficial e a profunda são longitudinais, a média é circular.

As fibras longitudinais do plano superficial originam-se da túnica muscular do esôfago e unem a parte cárdica ao piloro (Fig. 25). As fibras médias são circulares e situam-se perpendicularmente ao eixo maior do estômago. A nível da parte cárdica participam da formação da válvula de Gubaroff e formam na região pilórica o esfíncter da válvula pilórica. As fibras oblíquas profundas contornam a válvula de Gubaroff e unem-se aos feixes anulares originários do esôfago. Prolongam-se até o piloro que separa o estômago do duodeno (Fig. 26).

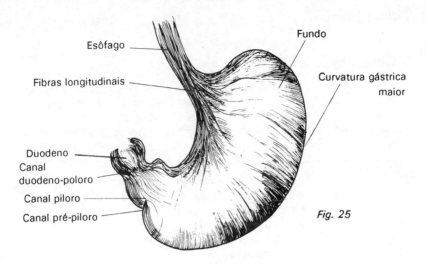

Fibras longitudinais e estômago

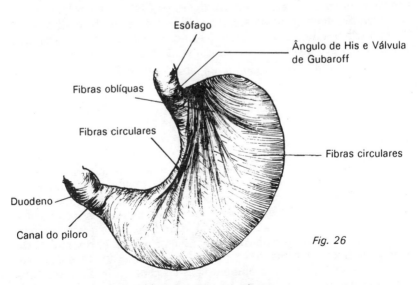

Fibras oblíquas e fibras circulares

47

Biomecânica

A. Trânsito esofágico

Após os dois primeiros tempos da deglutição: tempo bucal e faringeano, nos quais a elevação do osso hióide e o abaixamento da epiglote sobre a glote constituem a fase essencial, o bolo alimentar apresenta-se à entrada do esôfago que sobe uma altura correspondente a uma meia vértebra mais ou menos, devido à ação dos músculos elevadores do hióide (milohióideo, gênio-hióideo, digástrico, estilohióideo).

Habitualmente fechado pelo músculo cricofaríngeo, que constitui um verdadeiro esfíncter (pinça de Jakson), o anel esofagiano abre-se para o bolo alimentar. Durante essa última fase a cartilagem tireóide, a epiglote, a língua e o véu do palato retomam sua posição primitiva. A boca e as vias aéreas podem abrir-se.

O centro nervoso da deglutição encontra-se sob o assoalho do 4º ventrículo.

No esôfago, o encaminhamento do bolo alimentar é assegurado pela ação de fibras musculares próprias do esôfago e pelo diafragma. Esse, na realidade, abaixa-se durante a inspiração e puxa a porção cárdica, provocando assim um efeito de bomba que provoca a dilatação do esôfago. (Quando as paredes de um tubo de borracha colam-se é suficiente uma tração longitudinal para permitir o descolamento.) Durante contrações-relaxamentos vigorosos (tosse, espirro), as fibras do diafragma fecham o esôfago e evitam o refluxo do bolo alimentar. (Nem a válvula de Gubaroff, nem o espessamento das fibras anulares do esôfago nesse nível constituem um verdadeiro esfíncter.)

O diafragma desempenha papel de esfíncter entre esôfago e estômago.

B. Trânsito estomacal

Ao nível do estômago, a movimentação e o encaminhamento do bolo alimentar são assegurados por diversas camadas musculares. As fibras longitudinais originárias do esôfago que contornam a curvatura menor aumentam ao se contraírem o estrangulamento dessa curvatura levando o piloro para cima (Fig. 27). As fibras oblíquas que se apóiam ao nível da válvula de Gubaroff contribuem para a aproximação da curvatura maior da menor e para a verticalização do estômago. Portanto, elas empurram o alimento para o piloro (Fig. 28). As fibras médias circulares permitem os movimentos peristálticos.

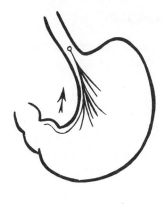

Fig. 27

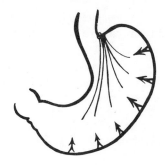

Fig. 28

Perturbação do Mecanismo

É devida a duas causas indissociáveis: problemas da estática e bloqueio inspiratório. (As paralisias do diafragma não entram nesse estudo.)

1. Problemas Estáticos

Nossos músculos posteriores têm a tendência a nos achatar e nossa respiração tende a provocar uma postura de cabeça muito anteriorizada com nuca curta. O esôfago, solidamente fixado à coluna como acabamos de ver, sofrerá as variações de nossa estática. Assim, num indivíduo achatado sobre suas curvaturas (Fig. 29) pela retração de seus músculos estáticos posteriores, o esôfago vai encontrar-se encurtado. Sabemos que o comprimento perdido nunca é espontaneamente devolvido. Vemos aí a causa principal dos braquiesôfagos (esôfago muito curto) encontrados freqüentemente em casos de hérnia de hiato.

Numa inspiração de grande amplitude levando a um recuo da cabeça (o que permite elevar as costelas superiores através dos escalenos e esternocleidomastóideos) ou em um esforço de endireitamento, esse esôfago muito curto puxará sua extremidade inferior para cima distendendo assim suas inserções com o diafragma.

2. Bloqueio Diafragmático Inspiratório

A crispação inspiratória do diafragma, cujo mecanismo acabamos de ver, abaixa o orifício esofágico e distende, assim, as inserções do esôfago com o diafragma.

O bloqueio do diafragma em inspiração pesa, entre outras coisas, sobre o estômago tornando sua curvatura maior mais convexa. A zona de estrangulamento do ângulo de His, que serve de ponto de apoio às fibras oblíquas, será rebaixado tornando difícil a tarefa dessas fibras de função evacuadora. Isso tornará a digetão lenta por dificuldade de esvaziamento (Fig. 30).

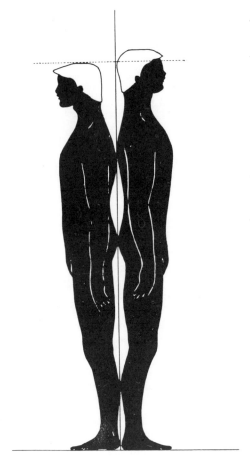

Fig. 29

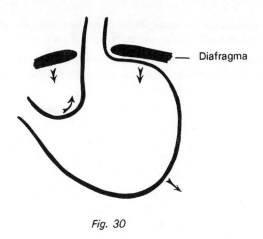

Fig. 30

3. Sofrimento Esôfago-Gástrico

A. Dados clínicos

Um sinal característico de conseqüência digestiva da perturbação do mecanismo diafragmático é o refluxo do líquido gástrico sobre a mucosa do esôfago. Causa dores epigástricas, sensação de queimadura retroesternal, percepção de acidez bucal. Podem estar associados: refluxos gasosos, regurgitação alimentar após as refeições, soluço, problemas dispépticos.

A aerogastria e aerocolia são em parte consecutivos aos problemas de estase circulatória abdominal própria do bloqueio diafragmático. Na mulher os inchaços abdominais produzem-se preferencialmente para a frente, no homem para cima, tendendo a empurrar o diafragma e aumentando em conseqüência seu bloqueio inspiratório.

A crispação antagonista entre massa visceral e diafragma encontra-se então fixada.

A ponta do coração encontra-se em relação com o diafragma através do pericárdio que se insere sobre o folíolo anterior. Assim, toda forma de aerofagia influenciará o ritmo cardíaco. É uma porta aberta ao freno-espasmo (H. Jarricot), parte integrante do quadro de angústia ligado ao diafragma.

Esse quadro afeta particularmente os homens. Tais indivíduos são inquietos, freqüentemente por causa de palpitações ou mesmo por reações dolorosas que os fazem crer em manifestações de angina.

O cardiologista afirma não ser nada ou ser de origem emocional e o indivíduo permanece com sua inquietação que só pode aumentar.

Pouco a pouco cria-se um quadro caracterizado por claustrofobia, agorafobia, medo da multidão, ao mesmo tempo medo da solidão, etc.

Esse fundo é entrecortado por crises agudas ou subagudas que ocorrem com mais freqüência no fim de uma refeição, particularmente se houve ingestão de bebida gasosa.

A angústia é então extrema com opressão, sensação de síncope iminente e pode mesmo haver um estado próximo a isso.

Se fizermos nesse momento um exame radioscópico constataremos a ascensão da hemicúpula esquerda do diafragma, seja por presença de ar no estômago ou no colo à esquerda.

Pode ocorrer mal-estar, particularmente durante a elevação dos braços, visto que nesse caso associa-se aos problemas de ritmo cardíaco uma maior pressão sobre a aurícula direita. O paciente alterna rubor e palidez, sobretudo após a refeição. Pode também associar-se uma tosse noturna.

O indivíduo não se concentra. Confessa: "Sou obrigado a ler duas vezes a mesma frase para entender o sentido". Associa-se uma hipoglicemia. Cansaço entrecortado por repentinas fomes devoradoras é evidente, em especial pela manhã.

Se pudermos demonstrar para o indivíduo o mecanismo de seus problemas, uma psicoterapia permite controlar sua ansiedade, mas a angústia física permanecerá.

B. Exame

Sinais Reflexos

Todos deverão verificar a presença, ou não, de um sofrimento esôfago-gástrico com o método reflexo de sua escolha. Aqui abordamos apenas a técnica da pesquisa das dermalgias reflexas do Dr. Jarricot, visto que seu valor diagnóstico e sua precisão fazem dela uma arma única.

Associaremos a pesquisa de alguns pontos de acupuntura determináveis pela técnica de apalpar-enrolar (os pontos de acupuntura são dermalgias reflexas em miniatura).

De início o incômodo gástrico determina-se pela dermalgia reflexa do plexo solar (não específica) e do estômago (Fig. 31) (mais precisamente na porção superior da dermalgia reflexa gástrica). Posteriormente o sofrimento esofágico exprime-se (raramente) ao nível da região dorsal através de uma dermalgia reflexa sobre o dermátomo D2, que para Jarricot corresponde à porção superior do esôfago (dermalgia predominante à direita). Além disso, no dermátomo D6 encontramos um ponto paravertebral localizado um pouco acima do bordo superior

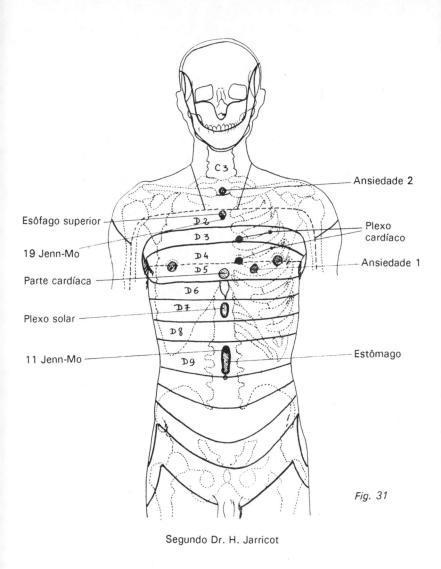

Fig. 31

Segundo Dr. H. Jarricot

da oitava costela e uma dermalgia reflexa situada no sétimo espaço intercostal próximo à margem medial da escápula (Fig. 32).

Essa dermalgia reflexa do sétimo espaço intercostal (6º dermátomo) corresponde à porção inferior do esôfago. Existe uma dermalgia reflexa anterior com o mesmo significado.

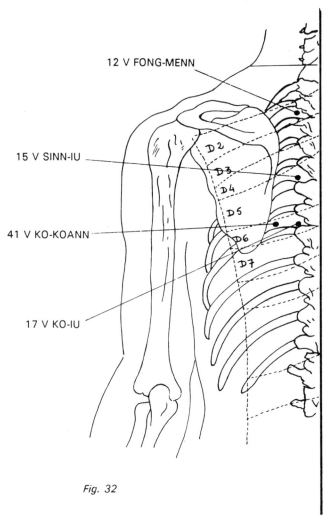

Fig. 32

Segundo H. Jarricot

Uma experiência pessoal pôde, entre outras coisas, evidenciar um ponto que assinala sistematicamente o sofrimento das ligações entre diafragma, esôfago e estômago sobre a linha axilar anterior esquerda entre a 9ª e 10ª costelas (Fig. 33, foto).

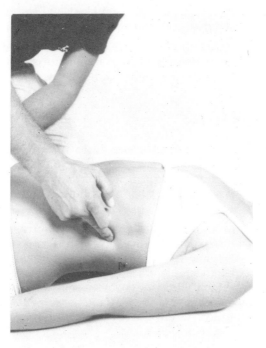

Fig. 33

Corresponde exatamente ao ramo perfurante lateral de D9. Confirma a dermalgia reflexa gástrica anterior.

Esse ponto é freqüentemente ladeado por dois pontos secundários menos sensíveis à palpação, um entre a 8ª e 9ª costelas, outro entre a 10ª e 11ª costelas. O ponto superior corresponde à dermalgia reflexa do plexo solar, o inferior à dermalgia reflexa do corpo do estômago.

Uma pressão profunda do dedo sobre essas zonas causa uma dor aguda (que pode até bloquear a respiração do paciente). Retomamos então a pesquisa do enrolar-palpar que permite apreciar a gravidade dessa celulite reflexa.

Já aconteceu notarmos no 6º dermátomo a existência do ponto V17 conhecido por "consentimento do diafragma" e sobre o ramo externo do meridiano da bexiga o ponto V41, "barreira do diafragma", que podem agir sobre um espasmo frênico (freno-espasmo); mas, apesar de seus nomes, respondem antes de tudo a estados que afetam a região cardíaca.

Sinais Mecânicos

O comportamento morfológico em bloqueio inspiratório aparece nitidamente em qualquer sofrimento diafragmático esôfago-gástrico.

Uma dor torácica predominante à esquerda e localizando-se ao nível costal inferior esquerdo será freqüentemente observada (essa dor vertebral resistirá a todo tratamento manipulativo).

4. Hérnia de Hiato

O último estágio da distensão entre o diafragma, esôfago e estômago é a ruptura de suas inserções, provocando a subida da porção superior do estômago acima do orifício determinado pelo anel muscular diafragmático: é a hérnia de hiato (ou falsa hérnia diafragmática) (Fig. 34 A, B e C).

Durante um vigoroso rebaixamento do diafragma, o esôfago solidamente fixado à coluna tende a puxar o estômago através do anel muscular do diafragma. Isso é facilitado pelo fato de que, quando o diafragma está fixado em inspiração, o anel esofágico primitivamente vertical tende a horizontalizar-se. Todos sabemos que é mais fácil enfiar um fio no buraco de uma agulha, enfiando-o perpendicularmente ao eixo maior do buraco. O envelhecimento das fibras musculares do diafragma facilita esse processo.

Uma modificação das inserções dos pilares do diafragma (principalmente do direito) devida a uma hiperlordose lombar ou à má posição das vértebras leva também a um modificação do anel muscular que contorna o esôfago.

O estudo das verdadeiras hérnias diafragmáticas essencialmente traumáticas e que não se relacionam com a via do anel esofágico não é indispensável a esse estudo.

A hérnia de hiato é uma afecção extremamente frequente, sobretudo após quarenta anos. Em 90% dos casos ocorre por escorregamento; por enrolamento ou torção do estômago sobre si mesmo em 5% dos casos ou de forma mista (rara). Devemos notar que o estômago não é o único órgão que pode escorregar pelo anel esofágico. Observamos às vezes a subida do ângulo superior do colo esquerdo.

A. Dados clínicos

Todos os problemas ligados ao sofrimento esôfago-gástrico agravam-se em caso de hérnia de hiato que pode acarretar complicações várias como esofagite péptica ou acompanhar-se por úlcera gastro-duodenal, problemas circulatórios severos, sinais cardíacos, etc...

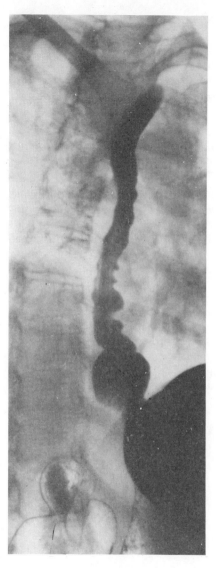

Fig. 34 A

Hérnia por escorregamento

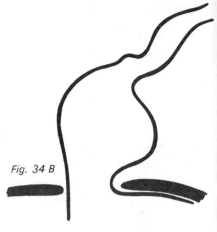

Hérnia por escorregamento

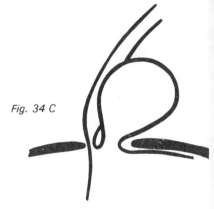

Hérnia por enrolamento

B. Exame

Sinais Reflexos

O exame reflexo consiste essencialmente da pesquisa da presença no 9º dermátomo de uma dermalgia reflexa situada na porção superior da dermalgia reflexa gástrica. Ela sobrepõe-se ao ponto de acupuntura 11 Jenn Mo (Fig. 31).

Essa dermalgia será acompanhada pela dermalgia reflexa da porção cárdica e plexo solar. Na região dorsal encontraremos as dermalgias reflexas correspondentes e em particular as do 6º dermátomo (Fig. 32).

Às manifestações digestivas propriamente ditas, vão associar-se sinais que traduzem distonia neurovegetativa e dermalgias reflexas que correspondem à angústia psíquica (Ansiedade 1 e plexo cardíaco em D5, Ansiedade 2 em C3), o espasmo frênico desempenhando um papel essencial na ansiedade.

Sinais Mecânicos

O principal deles reside na pesquisa do sinal descrito pelo Dr. Manson. O examinador coloca a ponta de seus dedos sobre a região epigástrica sob a 6ª cartilagem costal esquerda, no momento do tempo expiratório e pede para o paciente inspirar enquanto aplica uma firme pressão em direção do anel esofágico (Fig. 35, foto). Uma dor viva assinala a presença de hérnia de hiato. Uma dor menos intensa pode assinalar uma simples distensão das inserções entre esôfago e diafragma.

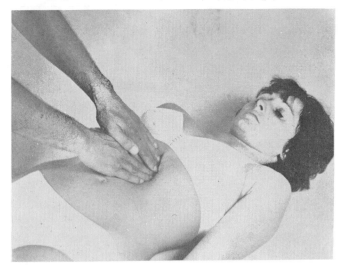

Fig. 35

QUADRO 1
Quadro esquemático de evolução da patologia diafragmática

	1º Estágio Crispação inspiratória do diafragma	2º Estágio Evidenciação do sofrimento esôfago- gástrico. Predis- posição à hérnia de hiato	3º Estágio Hérnia de Hiato
Exame mecânico	Estática deficiente Morfologia inspiratória- lordose D11, D12, L1, L2	Idem e sinal de Manson discreto	Idem e sinal de Manson nítido. Punhalada costal infero- posterior a esquerda na flexão anterior
Sinais clínicos	Digestão lenta - inchaço. Problemas vertebrais	Idem e fome intensa, queimação estomacal, regurgitação ácida, hipoglicemia. Cansaço até meio-dia (especial- mente às 11 h), melhor à tarde. Asma, enfise- ma, impotência, frigidez, problemas circulatórios dos membros inferiores.	Idem e nítida agravação de todos os sinais precedentes. Úlcera de estômago e duodeno. Problemas cardíacos
Incidências psicológicas		Falta de concentração. Irritabilidade. Angústia. Agorafobia.	Idem e depressão
Dermalgias Reflexas	Dermalgias: Estômago Plexo Solar.	Dermalgias: Pt. lateral- Cárdia-esôfago superior e inferior Ansiedade 2-I9JM	Todas as dermalgias e 11JM

Lembremos que foi descrita uma manobra vizinha para "desobstruir" o esôfago em certos casos de obstrução aguda por um bolo alimentar anormal.

A dor torácica póstero-inferior esquerda, que assinala um sofrimento esôfago-gástrico, pode transformar-se em caso de hérnia de hiato em uma sensação de punhalada quando se flexiona o tronco para a frente.

Quando realizamos um exame morfológico o bloqueio diafragmático aparece de forma evidente.

A hérnia de hiato distingue-se do sofrimento esôfago-gástrico graças ao tripé: vivo sinal de Manson, punhalada costal pósteroinferior esquerda e 11 Jenn-Mo (quadro 1).

Exame radiológico

O sofrimento esôfago-gástrico não aparece na radiografia e a hérnia de hiato pode passar desapercebida. No entanto, quando há suspeita clínica de hérnia de hiato e se faz a investigação com exame radiológico, ela aparece como uma região opaca acima da cúpula diafragmática esquerda. Seu tamanho pode variar desde o de uma noz ao de uma laranja (Fig. 34).

5. Patologia da Hemicúpula Diafragmática Direita

Pode ser de tipo pleuro-pulmonar: um pneumotórax leva a um preenchimento do fundo cego à direita ou de tipo hepático: uma inflamação, um abscesso ou quisto do fígado criando problemas respiratórios.

Problemas traumáticos como fraturas das costelas perturbarão, de acordo com a localização, a hemicúpula direita ou a hemicúpula esquerda.

RELAÇÕES COM FUNÇÕES GINECOLÓGICAS

Comportam dois aspectos principais: a relação agonistaantagonista entre diafragma e períneo por um lado e por outro o papel essencial que o diafragma desempenha na expulsão durante o parto.

Anatomia

O períneo, verdadeiro diafragma inferior, compreende três planos:

Plano profundo – É constituído por músculos de funções diversas, dentre os quais dois, piriforme e obturador interno, são destinados ao fêmur. Apenas o levantador do ânus, porção esfincteriana e porção elevadora e coccígeo pertencem propriamente dito ao assoalho pélvico (Fig.36).

Plano médio – É formado pelo músculo transverso profundo do períneo e pelo esfincter externo da uretra.

Plano superficial – É formado pelo transverso superficial do períneo, pelo isquiocavernoso, bulboesponjoso e esfincter externo do ânus (Fig. 37).

O conjunto desse sistema muscular é forrado por três camadas de aponeuroses.

A aponeurose profunda é a pélvica.

Em anatomia topográfica descreve-se também um períneo posterior idêntico no homem e na mulher e um períneo anterior.

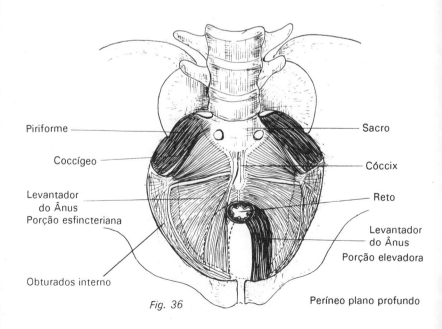

Fig. 36

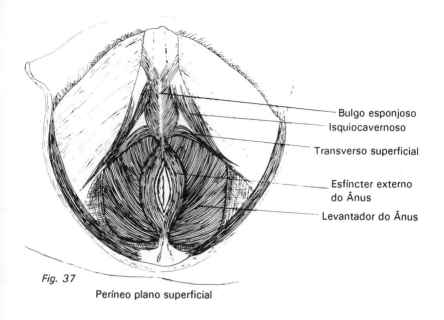
Fig. 37
Períneo plano superficial

Períneo Posterior

É ocupado pelo canal do ânus e esfíncter externo, que se liga à rafe ano-coccígea e cóccix. De um lado e outro do canal do ânus encontramos uma cavidade preenchida por gordura: a fossa ísquio-retal.

Períneo Anterior do Homem

- Plano subcutâneo
- A aponeurose superficial continua-se com a túnica das bolsas.
- Plano músculo-aponeurótico superficial

Contém as raízes dos corpos cavernosos, o bulbo e três músculos: o bulboesponjoso, o isquiocavernoso e o transverso superficial.

– Plano músculo-aponeurótico médio ou assoalho urogenital

Compreende os músculos transverso profundo e esfíncter estriado da uretra.

– Plano músculo-aponeurótico profundo

Pertence ao mesmo tempo ao períneo anterior e posterior e constitui o diafragma "estático" perineal. Compreende o levantador do ânus e o coccígeo. Atrás é atravessado pelo reto, na frente pela fenda urogenital.

Períneo Anterior da Mulher

Difere do períneo anterior do homem pela independência entre os órgãos genitais e urinários ao atravessarem o períneo, pela ausência da próstata e pelo desdobramento do bulbo.

Inervação

É garantida por:

Nervos abdominogenitais maior e menor.

Plexo sacro-coccígeo, que origina os ramos para o plexo hipogástrico e região coccígea.

Plexo pudendo, que compreende ramos musculares, viscerais e cutâneos cujo ramo terminal é o nervo pudendo interno.

O tronco simpático que na região sacra comporta quatro gânglios sacrais de cada lado, interligados aos do lado oposto e que terminam por um gânglio ímpar: o gânglio sacro-coccígeo ou gânglio ímpar.

O plexo hipogástrico é destinado à bexiga, ao reto e aos órgãos genitais. Origina o plexo retal médio, plexo vesical, plexo deferencial e prostático no homem, uterovaginal na mulher.

QUADRO 2
Inervação dos três diafragmas

Órgãos	Inervação Motora	Centros Periféricos		Vias Periféricas	
		Gânglios Laterais vertebrais	Gânglios pré-vertebrais	Simpática	Para-Simpática
Diafragma	Nervo Frênico (C3) C4 (C5) (T8) T9 T10 T11 T12	Idem			
Laringe Faringe	Nervos cranianos V, VII, IX, X, XI, XII	Gânglios cervicais superior e inferior	Gânglio inferior do X. Gânglio ptérigo-palativo e inferior do X	Ramos comunicantes nos nervos laríngeos. Ramos comunicantes entre o X e a cadeia simpática	Nervos laríngeos e nervos faríngeos
Períneo e ap. geniturinário	L4, L5, S1, S2 S3, S4.	T10 a S4	Gânglio celíaco.Gânglio mesentérico superior. Glânglio aórtico-renal. Glânglio pélvico	Nervos esplânicos menores. Esplânicos lombares e pélvicos Plexo perivascular	Tronco vogal posterior. Nervo esplânico pélvico. Nervo pudendo interno.

Vascularização

É assegurada pela artéria pudenda interna e suas cinco colaterais: glútea, retal, perineal, bulbo-uretral, cavernosa.

A artéria pudenda interna é acompanhada por uma veia que apresenta o mesmo trajeto e as mesmas relações.

Os vasos linfáticos superficiais dirigem-se aos gânglios inguinais, os profundos dirigem-se aos gânglios hipogástricos.

Relações Biomecânicas com o Diafragma

São de dois tipos: fluidas e ósteo-articulares.

Toda concentração do diafragma provoca uma hiperpressão intra-abdominal que pesa sobre o períneo e o tensiona enquanto toda expiração cria uma depressão e o relaxa (Fig. 14 e 16).

No plano ósteo-articular, uma inspiração moderada não acarreta praticamente nenhum aumento da lordose lombar, enquanto a pressão abdominal tenderia levemente a puxar o sacro para frente devido à tensão dos músculos coccígeos e levantador do ânus. Por outro lado uma inspiração profunda bloqueia o centro tendíneo e acentua a lordose lombar por ação das inserções vertebrais do diafragma e espinhais. O sacro horizontaliza-se apesar da tensão do períneo (Fig. 16).

Toda crispação inspiratória crônica do diafragma exerce uma tensão sobre o períneo através da massa visceral e da tendência à horizontalização do sacro. O períneo é então distendido ao nível de seus bordos e segura-se ao nível dos esfincteres.

Todo comportamento assimétrico dos ilíacos ligado a essa horizontalização do sacro, toda rotação vertebral lombar levará a uma lesão sacro-ilíaca e púbica.

O Parto

O papel do diafragma no parto é primordial.

Evidentemente, é o motor da expulsão. A tração anterior que exercem as inserções lombares quando o centro tendíneo está semifixo aumenta a amplitude do movimento de nutação do sacro.

Todo bloqueio inspiratório provoca uma firme fixação do centro tendíneo; nesse caso a contração do diafragma contribui tanto para o aumento da lordose lombar e elevação das costelas inferiores quanto para empurrar o útero eficientemente para baixo.

No parto, é essencial certificar-se que o centro tendíneo abaixa-se o máximo graças aos pontos fixos inferiores oferecidos pelas costelas, esterno e pilares. Isso só pode ser feito suspirando. (Ver tratamento.)

FUNÇÃO CIRCULATÓRIA

A veia cava no plano venoso, o canal torácico no plano linfático, a aorta no plano arterial atravessam o diafragma.

Isso desempenha um papel de bombear essencial frente à circulação de retorno através da pressão-descompressão que o diafragma exerce na fronteira tóraco-abdominal.

Deve-se assinalar a importância do número de coletores linfáticos implantados no nível do diafragma assim como a importância da massa sanguínea abdominal.

O canal torácico resulta da junção de dois troncos lombares. Sua origem varia: à frente das duas últimas dorsais ou das duas primeiras lombares. Seu ponto de partida pode ser então intra-abdominal ou intratorácico. Quando sua origem é intra-abdominal e vários troncos intestinais para aí convergem, distinguimos uma zona dilatada chamada cisterna de Pecquet.

O canal torácico lança-se na veia subclávia esquerda em sua confluência com a veia jugular interna.

A crispação inspiratória do diafragma ocasiona, ao longo do tempo, problemas circulatórios dos membros inferiores, enquanto a hérnia de hiato cria, como já vimos, desordens do sistema neurovegetativo cardíaco.

BIOENERGÉTICA*

Após essa abordagem tangível do diafragma, devemos ultrapassar o aspecto mecânico para evocar, mesmo que sucintamente, o aspecto energético.

O mundo dos fenômenos que nos cerca na realidade é constituído ao mesmo tempo de matéria e energia [1], indissociáveis uma da outra. O desconhecimento desse princípio essencial impede abordar os problemas de forma sintética e global, o que no entanto é a condição essencial para uma compreensão dos fenômenos.

A partir do Yi King, "livro das mutações", e de acordo com a tradição chinesa, sabemos que a energia Yang corresponde de forma geral àquilo que é menos manifesto, menos tangível em relação ao Yin que é mais manifesto, mais tangível [2].

Yin e Yang definem-se um em relação ao outro como antagonistas-complementares.

O homem é composto por uma parte tangível, palpável, somática... Yin e de uma parte invisível, impalpável, psíquica... Yang. Esses dois elementos indissociáveis formam o que se convencionou chamar psicossomático. O Yang identifica-se mais particularmente com o que está em cima, o Yin com o que está em baixo.

---

* Com a colaboração de Marc Pialoux.

(1) Ph. E. Souchard, *Les voies royales de la guérison* – Ed. Maloine.

(2) Deve-se saber que uma estrutura Yang libera uma energia Yin e vice-versa.

Podemos assim situar níveis energéticos de nossos diafragmas. Do nível mais Yang até o mais Yin encontramos a laringe, o diafragma, o períneo (Fig. 38). Por analogia, a laringe deve se aproximar do que em energética chinesa a acupuntura chamamos fogo e aquecedor superiores.

O diafragma faz parte do fogo e aquecedor médios, enquanto o períneo deve ser considerado parte do fogo e aquecedor inferiores.

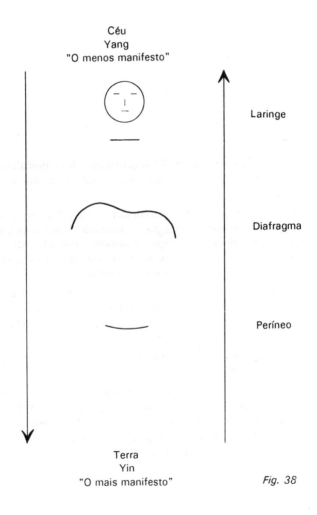

Fig. 38

O diafragma orienta-se ao mesmo tempo para o céu pela expressão, atividade Yang e para a terra pela defecação, Yin.

Face à representação espaciotemporal é o músculo do tempo (com o coração, cujos batimentos também medem o desenrolar do tempo).

Em energética indo-tibetana, a laringe deve ser associada ao chacra laríngeo, o diafragma ao chacra umbilical, o períneo ao chacra sacral e talvez ao chacra basal.

Se colocarmos no espaço os três diafragmas e os componentes do diafragma médio, obteremos o esquema da Figura 39.

Os folíolos são orientados em função de sua disposição anatômica, a esquerda do homem representando tradicionalmente o leste. O conjunto do centro tendíneo coloca-se ao norte, que assinala o reagrupamento.

Se quisermos, como muitos o fazem, assimilar o assoalho do 4º ventrículo que é a zona de comando da laringe a um verdadeiro diafragma, podemos então incluí-lo em nossa representação energética.

A partir do princípio de vacuidade, próprio de todas as tradições e de acordo com a ordem binária de crescimento, teremos então: (Fig. 40).

O diafragma – centro de ação ao mesmo tempo psíquica (motor da expressão) e somática – equilíbrio psicossomático Yin.

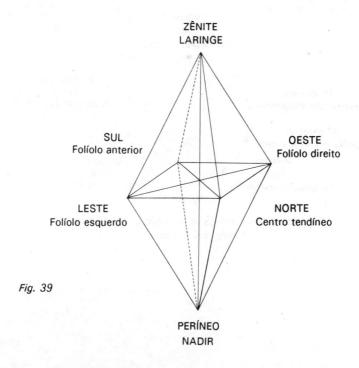

Fig. 39

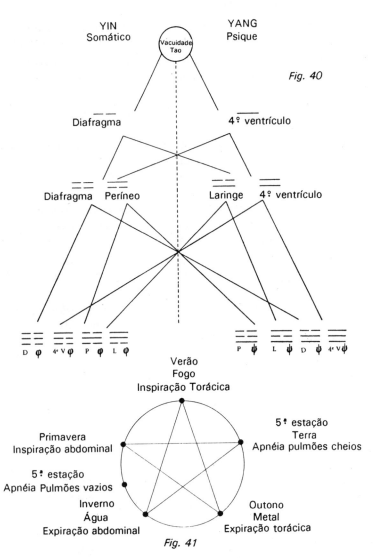

Fig. 40

Fig. 41

Tempos respiratórios ao nível dos cinco elementos
(segundo R. *Courbon*)

O 4º ventrículo – centro de ação neuropsíquica e somática – equilíbrio psicossomático Yang.

A laringe – diafragma entre o mais psíquico e o menos somático.

O períneo – diafragma entre o menos psíquico e o mais somático.

Se calcarmos os diferentes tempos respiratórios sobre os cinco elementos perceberemos que a primavera corresponde à inspiração abdominal (visto ser o início da inspiração); o verão à inspiração torácica; a 5ª estação à apnéia com pulmões cheios; o outono à expiração torácica; o inverno à expiração abdominal; a 5ª estação tradicional entre inverno e primavera à apnéia com pulmões vazios (segundo Robert Courbon) (Fig. 41).

TRATAMENTO

Deve-se levar em conta o fato de que o diafragma é um centro essencial. Participa de todas as funções e poderá então atingir cada uma delas ou ser tratado através delas.

Situado topograficamente em profundidade, ele está igual em relação com o meio exterior pela função de respiração e pela função mais ligada à área psíquica – a fonação.

Através de seu papel em todas as áreas, inclusive aquelas mais orientadas para o exterior, podemos dizer que o diafragma é ao mesmo tempo um grande centro e "aparece na periferia".

1. Tratamento Mecânico

Consiste em liberar as relações agonistas-antagonistas do diafragma frente à massa visceral e abdominal.

O bloqueio inspiratório estando ligado a uma hiperlordose lombar, esse trabalho deve ser efetuado em posição corrigida da coluna vertebral, em particular da hiperlordose lombar.

Somente a Reeducação Postural Global, que é indicada seja qual for o quadro clínico associado ao bloqueio diafragmático, permite uma posição correta da coluna nesse tratamento.

Reeducação Através de Expiração Profunda

Ela permite o relaxamento do diafragma, ao mesmo tempo pela subida de seu centro tendíneo no tempo expiratório e pelo estiramento de suas inserções lombares graças à posição corrigida da lordose.

Esse tipo de trabalho, que requer uma vigorosa contração dos abdominais, é particularmente justificada em indivíduos gordos e de musculatura abdominal distendida.

O diafragma não deve controlar sua subida, o que supõe que as vias aéreas superiores estejam totalmente abertas. Deglutição ou bloqueio do centro tendíneo devem ser absolutamente proibidos (Fig. 42, foto).

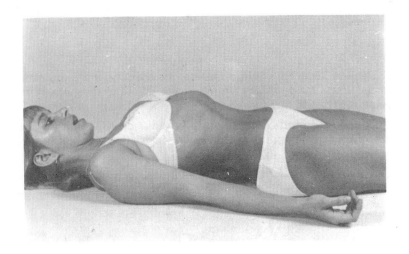

Fig. 42

Expiração forçada por contração dos abdominais. Para ser corretora essa manobra deve ser efetuada em posição de correção da lordose lombar elevando-se os membros inferiores a 90°.

Reeducação pelo Trabalho Paradoxal do Diafragma

Uma cintura muscular abdominal bem desenvolvida permite uma boa contenção da massa visceral e oferece um excelente apoio ao diafragma. *O que implica no fato de que a presença de bons músculos abdominais não é garantia de uma relação fluida entre diafragma e abdominais.*

Quando solicitamos a expiração a um indivíduo com tal característica, ele contrai a barriga.

O único meio para obter a liberação das relações entre o diafragma e os abdominais consiste em solicitar uma expiração "enchendo" a barriga (Fig. 43).

Essa contração paradoxal do diafragma só se pode obter por comando voluntário.

Nesse caso o diafragma abaixa-se sem encontrar resistência.

A expiração solicitada só pode ser feita a nível torácico superior (e costal inferior através do quadrado lombar) visto que normalmente todo rebaixamento do diafragma é sinônimo de inspiração. Esse trabalho é também realizado em boa posição da coluna vertebral, sem controle da laringe ou da musculatura abdominal durante a expiração.

Por outro lado, o abaixamento mais nítido do centro tendíneo nesse trabalho faz dele uma técnica essencial para o parto. Solicita-se da parturiente "empurrar" suspirando.

Vemos então que na reeducação pela expiração forçada fazemos contrair os músculos abdominais sem permitir a menor resistência do diafragma enquanto que na reeducação em trabalho paradoxal fazemos trabalhar o diafragma sem permitir a menor contração dos abdominais.

Nos dois casos percebe-se uma liberação das relações antagonistas do diafragma e dos abdominais.

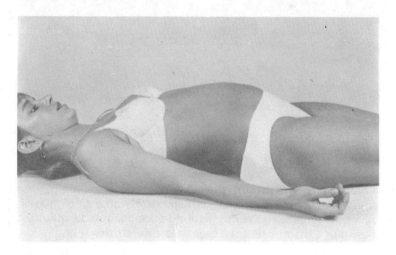

Fig. 43

Trabalho paradoxal do diafragma.
Essa manobra deve ser realizada em posição de correção da lordose lombar.

Recuperação do "Ballonet" [1] Subumbilical

Um conflito ósteo-articular ao nível L5-S1 ou sacro-ilíaco leva à inibição do oblíquo interno que se insere sobre o processo espinhoso de L5 e da parte inferior do transverso cuja aponeurose passa à frente dos retos.

Nesse caso, o indivíduo só pode contrair eficientemente o ventre na expiração ao nível supra-umbilical sem ser capaz de contraí-lo ao nível subumbilical (Fig. 44).

Uma conscientização facilita a reeducação que apenas a correção da "dobradiça" lombo-sacra permite obter.

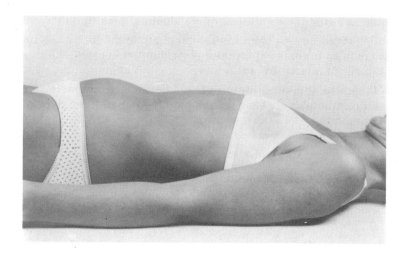

Fig. 44

Correção dos Inspiratórios Acessórios Bloqueados em Inspiração

Sabemos que a inspiração é uma função hegemônica que se beneficia de uma superproteção. Os inspiratórios acessórios, que são os espinhais ou aqueles que se originam na nuca ou ombros, manifestam sempre sua superioridade em relação aos expiratórios (Fig. 9).

---

(1) Deve-se entender por esse termo um aumento crônico de volume do ventre ao nível subumbilical. (O termo foi mantido em francês por já ser de uso corrente entre os profissionais que praticam Reeducação Postural Global.) (N.T.)

Essa excessiva rigidez deve ser globalmente corrigida. Aí, novamente, apenas a Reeducação Global pode trazer uma solução satisfatória.

Reeducação do Períneo

Vimos que em caso de bloqueio diafragmático em inspiração com hiperlordose lombar que o acompanha, o períneo encontra-se distendido ao nível de seus bordos e segura-se ao nível dos esfincteres.

Somente a liberação do diafragma em expiração e correção da lordose lombar com reverticalização do sacro permite trazer solução ao problema.

Existe, por outro lado, um trabalho específico do períneo que suprime a inibição mecânica da qual essa zona é vítima.

O indivíduo é colocado em decúbito dorsal, pernas em 90°, sacro no chão, lordose lombar corrigida. O fato de essa posição não poder ser corretamente obtida significa que o trabalho do períneo é prematuro e que um trabalho prévio em posturas de Reeducação Postural Global deve preparar o paciente.

Deve-se estabelecer um contato direto sobre os bordos do esfincter anal ou retral. Ele permite sentir o aumento de volume do períneo durante a inspiração e sua subida durante a expiração.

O primeiro exercício consiste em solicitar a contração do esfincteres durante a expiração, isso é, no momento em que a pressão abdominal não se faz sentir; isso a fim de se obter um melhor relaxamento no tempo inspiratório.

A contração de um esfincter pode ser solicitada independentemente do outro (Fig 45 A e B, fotos).

A segunda manobra consiste em solicitar a "expiração pelos esfincteres". Esta fórmula significa que o diafragma deve se contrair paradoxalmente no tempo expiratório, como vimos anteriormente. Essas duas técnicas permitem obter uma conscientização e uma normalização das tensões dessa região.

Correção Mecânica da Hérnia de Hiato

Essa correção destina-se às hérnias por escorregamento (90% dos casos). Essas são ligadas, lembremo-nos, a uma estática vertebral incorreta associada a um bloqueio inspiratório diafragmático e um envelhecimento das fibras musculares do diafragma. Todo tratamento

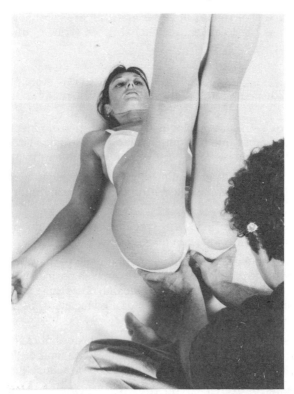

Fig. 45 A

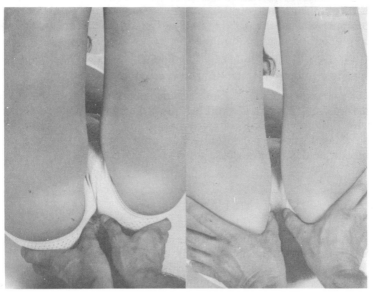

Fig. 45 B

deve passar pela correção da estática vertebral e liberação do bloqueio diafragmático.

Por outro lado, existe uma possibilidade de correção específica da hérnia.

Trabalho Preparatório

Consiste em uma massagem aplicada desde as últimas costelas à esquerda até o umbigo. Devem ser aplicadas pressões suaves sobre a pele, permitindo um relaxamento diafragmático (Fig. 46, foto). São complementadas por uma massagem ao longo das costelas inferiores realizada dos dois lados com a ponta dos dedos (Fig. 47, foto).

Fig. 46

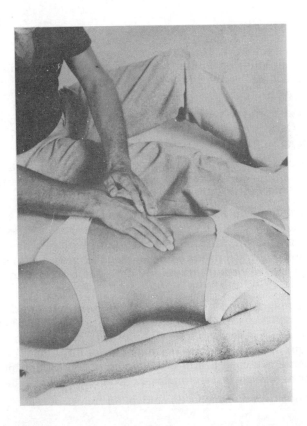

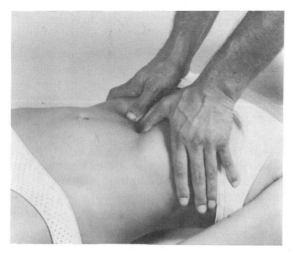

Fig. 47

Correção Direta da Hérnia

Na posição inicial o indivíduo encontra-se em pé, inclinado para a frente, coluna vertebral enrolada, cabeça baixa. O terapeuta encontra-se atrás dele.

A mão direita do terapeuta é colocada no ângulo costo-xifoidiano esquerdo. Os dedos apóiam vigorosamente em direção da porção cárdica do estômago.

O paciente endireita-se progressivamente expirando livremente enquanto o terapeuta exerce com a mão direita uma tração firme para baixo.

À medida que o paciente endireita-se e que a mão direita escorrega, a mão esquerda vem posicionar-se no ângulo costo-xifoidiano esquerdo, enquanto a mão direita ajuda o indivíduo a colocar sua cabeça em posição de nuca alongada e queixo recuado, graças a uma pressão sobre o queixo; o conjunto da coluna deve então estar reto (Fig. 48, fotos).

Essa manobra pode ser repetida um certo número de vezes e durante várias sessões, se necessário. É de delicada execução tanto para o terapeuta cuja ação deve ser extremamente precisa quanto para o paciente que às vezes participa mal e tem muita dificuldade em colocar corretamente sua cabeça. Ela leva freqüentemente também a vivas reações de agravação dos sintomas que podem durar até 48 horas.

Quando bem realizada é de notável eficiência.

Fig. 48

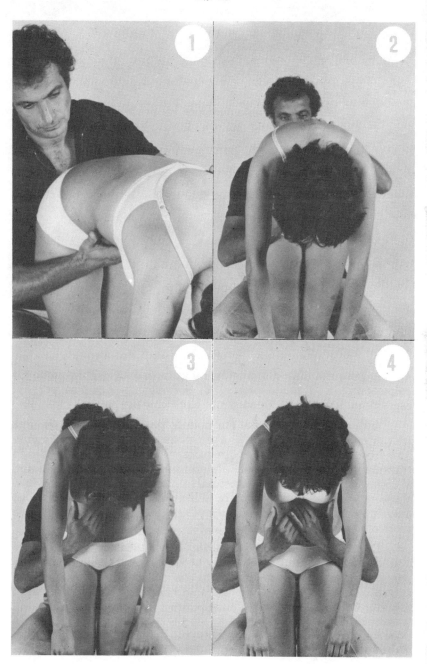

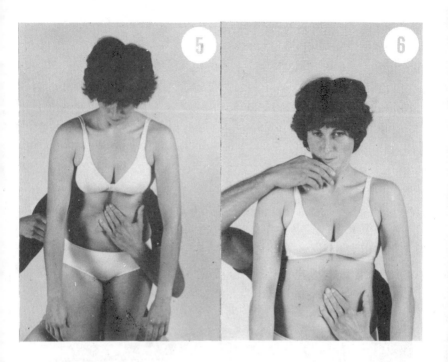

2. Tratamento Reflexo

A pesquisa das dermalgias reflexas é feita pelo método de palpar-enrolar. O ponto preciso da dermalgia assinala-se por um espessamento do tecido hipodérmico e por uma dor estranha.

A dermalgia desaparece em uma palpação prolongada ou uma fricção com a ponta do dedo. Para obter-se esse desaparecimento numerosos meios podem ser empregados, visto que há possibilidades de tratamento desde que toquemos uma zona de dermalgia reflexa. Assim, a descoberta do ponto é primordial e o meio de ação escolhido é acessório. Esse princípio torna inúteis as discussões com respeito ao emprego de agulhas de acupuntura. O tratamento da dermalgia age sobre o plexo do órgão correspondente.

Devemos acrescentar às localizações já citadas no capítulo sobre o exame um ponto situado na orelha. O doutor Jarricot determinou um ponto correspondente ao diafragma na concha inferior da orelha externa, no ângulo formado pelo ramo horizontal da hélice e bordo superior do orifício auditivo. Esse ponto é especialmente eficaz no tratamento do espasmo frênico. O mesmo ocorre com os dois pontos situados sobre o tórax nos ângulos costo-xifoidianos, que permitem liberar a respiração.

Face a todo o quadro clínico, o problema do terapeuta é servir-se do sintoma para chegar à causa.

Visto que a forma, a estrutura, função, área psicológica, área somática e área energética são indissociáveis, no homem, essa pesquisa será difícil (Fig. 49).

Devemos lembrar que um quadro de ansiedade pode ser de origem somática, que uma perturbação funcional pode advir de um problema mecânico ou que uma única lesão pode produzir numerosos sintomas, como pudemos ver nesse estudo sobre o diafragma.

Devemos sempre abordar o paciente globalmente, determinar as causas das lesões e tratá-las com eficiência e precisão.

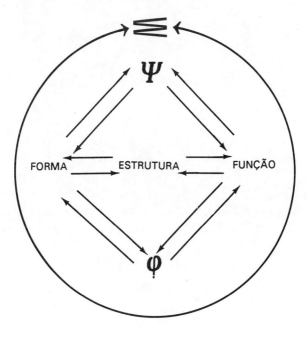

Fig. 49

IMPRESSO NA
sumago gráfica editorial ltda
rua itauna, 789 vila maria
02111-031 são paulo sp
telefax 11 **2955 5636**
sumago@terra.com.br

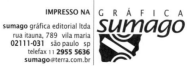